AF590278

REVUE CRITIQUE

DE

LA THÉRAPEUTIQUE

DU

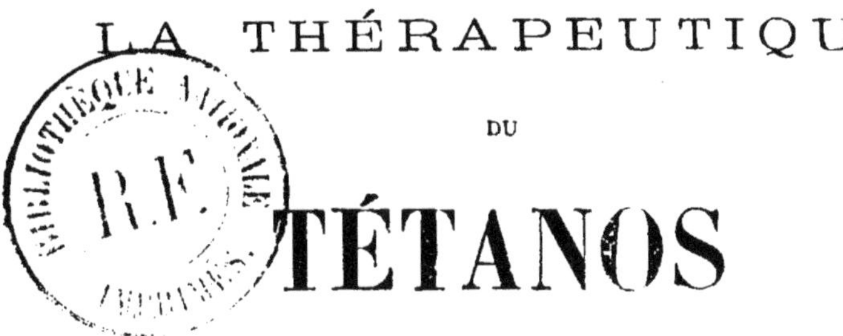

TÉTANOS

DANS

LA MÉDECINE VÉTÉRINAIRE

PAR

M. DELAMOTTE

VÉTÉRINAIRE DE L'ARTILLERIE D'ALGER
LAURÉAT ET MEMBRE CORRESPONDANT DE LA SOCIÉTÉ CENTRALE DE MÉDECINE VÉTÉRINAIRE,
MEMBRE TITULAIRE DE L'INSTITUT DE MÉDECINE DOSIMÉTRIQUE
ET DE LA SOCIÉTÉ FRANÇAISE D'HYGIÈNE

Nil novi sub sole

ALGER
IMPRIMERIE DE L'ASSOCIATION OUVRIÈRE, P. FONTANA ET Cie.

1881

REVUE CRITIQUE

DE LA

THÉRAPEUTIQUE DU TÉTANOS

DANS LA

MÉDECINE VÉTÉRINAIRE

Rien n'est plus riche, à première vue, ni plus pauvre, au fond, que la partie de l'arsenal de thérapeutique qui concerne le tétanos ; c'est bien le cas de dire ici qu'un grand luxe thérapeutique dissimule toujours une misère profonde et que l'efficacité des ressources est constamment en raison inverse de leur nombre. Comme toutes les autres maladies nerveuses, la chorée, la rage, l'épilepsie, le vertige, etc., le tétanos résiste encore, très souvent, aujourd'hui, d'une façon désespérante aux efforts de la science. Ce n'est pas que cette maladie se montre toujours mortelle ; car, parfois, elle peut même guérir spontanément ; mais, dans certains cas, malheureusement trop nombreux, elle est fatalement irrémédiable, et le praticien peut, presque dès le début du mal, en prévoir l'issue funeste. C'est donc pour ces cas désespérés qu'il faut continuer de chercher le véritable remède, et c'est dans ce but que nous venons apporter notre modeste contribution, toute bibliographique.

A la *Société centrale de Médecine vétérinaire*, M. le professeur Trasbot, de l'Ecole d'Alfort, a présenté des considérations fort judicieuses au sujet du traitement du tétanos. Il a fait d'abord remarquer que l'obscurité qui règne au sujet de la nature de cette maladie a eu, comme contre-coup, la multiplicité des médications essayées. Si, au milieu d'une grande quantité d'insuccès, quelques résultats favorables ont été obtenus, il n'est rien moins que certain, dit M. Trasbot, que ce soit le traitement institué qui ait guéri. Les médicaments, au lieu d'apporter une amélioration à l'état du malade, auraient presque toujours pour effets d'aggraver la maladie : « En raison de l'irritabilité extrême des malades, l'action même d'administrer l'agent médicamenteux cause une surexcitation immédiate bien plus puissante que ne l'est ensuite l'action calmante de cet agent. »

M. Trasbot n'en conclut pas qu'il faille répudier tout traitement ; mais, reconnaissant, comme nous, que l'action des remèdes préconisés jusqu'à ce jour, est fort problématique, il est implicitement d'avis qu'il faut continuer de chercher cet idéal de la thérapeutique qu'on est convenu d'appeler le *spécifique* ; attendu que, jusqu'à présent la thérapeutique rationnelle du tétanos est encore à trouver.

Avant de faire table rase du passé, il est de toute justice, pensons-nous, de le revoir encore ; si l'héritage qu'il nous a laissé renferme de la monnaie fausse, les œuvres du présent ne sont pas sans alliage, tandis qu'un grand nombre d'idées, ensevelies depuis longtemps dans l'oubli, renferment, sous leur enveloppe, bien des germes féconds. Qui nous dit, par exemple, que dans ce vaste répertoire des médicaments réputés anti-tétaniques, il n'y en a pas qui ne soient restés impuissants que parce qu'ils ont été mal appliqués. Qui nous dit que ce n'est pas dans l'action combinée de l'un, avec celle d'un autre, que se trouve le secret de dompter l'atroce maladie qui se traduit par des contractures tétaniques, plus ou moins violentes, de tout ou partie de l'appareil musculaire de la vie animale ? Si, dans les cas désespérés, on est parfaitement autorisé à sortir des sentiers battus, pour recourir aux innovations, il ne faut par conséquent point, pour cela, dédaigner de regarder en arrière ce qui a été fait par nos aînés, dont les travaux sont incontestablement nos meilleurs guides pour marcher dans les obscurs sentiers des investigations scientifiques.

MM. les Médecins et nos Collègues de la médecine vétérinaire trouveront donc peut-être quelque intérêt à passer, avec nous, une rapide revue rétrospective de toutes les médications employées, jusqu'à ce jour, pour le traitement du tétanos sur nos espèces animales domestiques.

C'est dans l'unique but de leur être ainsi agréable, que nous avons entrepris le travail de recherches bibliographiques dont nous allons donner un compte rendu aussi court que possible. Mais, assez de préambule comme cela ; arrivons vite à l'énumération de tous les traitements en question, car leur liste se montre très longue :

Soins hygiéniques.— Parlons d'abord du traitement hygiénique. A ce sujet, tous les auteurs sont d'accord qu'il faut laisser les malades dans le calme le plus complet ; les loger dans une écurie bien fermée et loin du bruit ; en un mot, placer le tétanique dans les conditions qui lui assurent la tranquillité sous tous les rapports. Cette écurie doit être bien aérée, à température modérée et à l'abri d'une lumière trop vive. Laisser les animaux manger à discrétion et leur donner des aliments de facile mastication, comme le vert, les barbotages avec du thé de foin, son, farine d'orge ou farine de blé, avoine ou orge concassées, carottes, etc.

Saignée. — La saignée a été fortement recommandée par Olivier, Gellé, Sanitas, Prévost, Philippe, Dejean, Goirand, Leroy, Riss, Dehan, Thévenart et Valleix ; ce dernier a même réussi en pratiquant, sur un cheval, onze saignées, de six livres chacune, en vingt jours ; mais Rœll, Héring, MM. Lafosse et Rey n'admettent les émissions sanguines que chez les chevaux forts et vigoureux.

Les saignées abondantes doivent préluder au traitement, dit Fournier-Pescay, toutes les fois que le pouls est plein, dur et accéléré ; lorsque, enfin, il indique un état pléthorique, une irritation profonde.

M. Trasbot est d'avis qu'il faut proscrire la saignée et la diète : notre ancien professeur conseille, dans ses leçons, de seconder la nature autant qu'on le peut, d'entretenir les fonctions de la peau, et de prohiber les révulsifs et les exutoires qui causent une irritation défavorable.

A l'appui de sa manière de voir, M. Trasbot cite le fait de 6 cas de tétanos, dont 5 se sont terminés par la guérison, résultat assurément très-encourageant.

Dans son mémoire sur le traitement allopathique du tétanos, M. Trasbot relate tous les moyens qu'il croit avoir essayés en vain parce qu'ils lui ont donné les résultas suivants :

« Deux chevaux traités par les pilules d'opium : morts.

« Deux traités par des pilules phosphorées : un mort, un guéri.

« Trois traités par des injections d'éther dans la jugulaire, suivant le procédé de M. Aubry : morts tous trois.

« Deux par inhalations d'éther : morts tous deux.

« Deux par injections sous-cutanées de chlorhydrate de morphine : morts.

« Deux par la poudre de valériane en pilules : un mort, un guéri.

« Deux par l'éther en lavements : morts.

« Deux par l'éther en breuvage : morts.

« Deux par le chloroforme et le chloral en lavements : morts.

« Un par le chloroforme et un par le bromure de potassium en breuvage : morts.

« Trois qui n'ont subi aucun traitement : deux guéris et un mort. »

Sur une série de quinze malades, auxquels il n'a été administré aucun agent médicamenteux et qui ont été soumis au traitement hygiénique consistant : à tenir les animaux constamment couverts plus ou moins chaudement ; à les isoler dans un box parfaitement clos et obscur ; à ne laisser entrer personne que l'homme chargé de leur apporter les aliments et les boissons ; à les nourrir le plus substantiellement possible, en évitant toutefois les aliments excitants et de difficile mastication ; à donner, dans les boissons, 50 à 200 grammes de sulfate de soude par jour ; sur ces 15 malades, on a obtenu 11 guérisons contre 4 morts seulement.

Notre ami M. Nocart, professeur de chirurgie, partage entièrement l'opinion de son savant et sympathique collègue d'Alfort, car il nous écrivait, dernièrement, que, pour le tétanos, il se bornait à recommander :

« Le calme absolu, le repos, les aliments farineux, les racines cuites et le sulfate de soude.

« Quand il y a trismus, onctions belladonées ou opiacées sur les joues, chloral en lavements.

« S'abstenir de traitement autant que possible. »

Nos maîtres sont donc, comme nous, d'avis qu'il faut se mettre en garde contre la crédulité avec laquelle tant de praticiens accueillent et mettent en vogue, pour ne pas dire à la mode, des méthodes et surtout des drogues, désastreuses au point de vue physiologique, et dont l'efficacité thérapeutique est absolument illusoire. Mais il n'en faut pas moins espérer que les progrès de la science, surtout ceux de la thérapeutique, et peut-être aussi la connaissance plus exacte de la pathogénie du tétanos, laisseront les cliniciens moins impuissants vis-à-vis de lui.

Nous allons ouvrir ici une parenthèse pour faire de la thérapeutique comparée et dire comment on combat les contractions toniques chez l'homme :

En médecine humaine, on traite le tétanos par les émissions sanguines, la saignée générale, ou des sangsues le long du rachis ; on donne les *opiacés* (l'*extrait thébaïque* ou le *laudanum*) à très haute dose ; on recourt aussi à la *belladone* ou à la décoction de *tabac*, qu'on administre en lavements. On emploie encore les lavements antispasmodiques, avec *camphre*, *musc* (dont l'action est assez active et assez efficace), *assafœtida* et *castoreum* ; quelques médecins prescrivent les inhalations de *chloroforme*, les *préparations mercurielles*, les *sudorifiques* (*ammoniaque liquide* dans une tisane chaude), les *bains alcalins*, les *bains*, les *douches froides*, les applications permanentes de glace sur la tête ou sur la colonne vertébrale (au dire de M. le Dr Jaccoud, l'application du froid aurait procuré des guérisons définitives), les *révulsifs*, les *vésicatoires camphrés* ou *non camphrés*, *cautères*, *sinapismes*, *frictions térébenthinées* sur la colonne vertébrale (Corlieu).

Au commencement de ce siècle, on a employé, avec succès, les bains tièdes composés de lessive de cendres ordinaires avec addition d'une et même de deux onces de pierre à cautère (hydrate de deutoxyde de potassium). Ces bains provoquent une sueur abondante et chaude, dont les malades ont éprouvé du soulagement. Le Docteur Stultz, qui a fait les premières expériences, administrait, à l'intérieur, une potion contenant d'abord deux, puis trois, enfin quatre drachmes de carbonate de potasse, à prendre en six fois dans la journée. (*Gazette médicale d'Artenkeil*, 1801).

Le Docteur Sarrasin employait les boissons acidulées avec l'acide nitrique et les frictions avec les pommades d'alyon, dite oxygénée, sur toutes les parties soumises à la contraction tétanique.

« Quand les signes de la turgescence sanguine ont cédé aux saignées, écrit Fournier-Pescay, ou bien chez les sujets qui sont abattus, asthéniques, ainsi qu'on l'observe souvent chez les blessés, une boisson faite avec une infusion d'arnica animée avec quelques gouttes d'eau de Luce ou d'ammoniaque, convient comme antispasmodique et diaphorétique. J'ai vu d'abondantes sueurs suivre l'usage de cette boisson qui est un excellent auxiliaire. » Cet auteur a guéri de nombreux cas de tétanos en provoquant des sueurs excessivement copieuses par l'administration de douze gouttes d'alcali volatil dans quatre cuillerées d'eau et avec la décoction d'écorce de cannelle prise ensuite toute la journée pour entretenir la sudation. Cette sueur profuse relâche profondément tous les muscles et calme les douleurs.

Pour moi, écrit le Docteur Jaccoud, guidé par l'analogie pathogénique et par les résultats remarquables que j'ai obtenus dans la chorée, je n'hésiterai pas à traiter le tétanos par les insufflations d'éther répétées toutes les heures, ou toutes les demi-heures, jusqu'à cessation du spasme.

Émétique. — Chez l'homme, on a guéri le tétanos par la dose progressive de 20 à 60 centigrammes d'émétique. Le tartre stibié prescrit à la dose rasorienne, jusqu'à la dose syncopale (collapsus antimonial) a donné d'excellents résultats au Dr Phélippeaux (1). Ce remède, que nous sachions du moins, n'a point été essayé contre le tétanos de nos animaux.

Bromure de potassium. — On traite aussi, chez l'homme, par l'administration quotidienne de 8 à 15 grammes de bromure de potassium. On le met dans un véhicule sucré et aromatisé et l'on fait prendre une cuillerée d'heure en heure.

Chez l'homme encore, dans le tétanos local, on enveloppe la partie contracturée (bras, jambe, cou) d'ouate et l'on verse abondamment du chloroforme ou de l'éther (Giraud).

Les phénomènes du tétanos sont de l'ordre des actions réflexes, dit le Dictionnaire Littré et Robin. Souvent, dans une plaie, c'est un seul point (irrité par des corps étrangers, des saillies osseuses, des constrictions, etc.) dont le contact suscite aussitôt le trismus et les convulsions, et l'on a vu l'abrasion ou la cautérisation de cette partie seule faire cesser les accidents. S'il s'agit d'un tétanos traumatique, il faut donner une attention particulière à l'état de la plaie, se hâter de faire les débridements qu'elle peut nécessiter (c'est surtout après la castration du cheval qu'il ne faut pas négliger cette impérieuse prescription), de la débarrasser des corps étrangers et d'en opérer la réunion immédiate.

Une suppuration est-elle arrêtée tout à coup ? Il faut ramener au plus vite la sécrétion purulente par des vésicants appliqués sur les plaies et sur les tissus environnants.

La compression produite par les casseaux, sur les cordons testiculaires, est-elle soupçonnée de produire le mal ? Excision sur le vif et cautérisation actuelle, ou bien excision seulement, après simple ligature de l'artère testiculaire et du faisceaux

---

(1) Voir le remarquable travail publié dans l'*Abeille médicale en* 1879 (nos 13, 14, 16 et 20) par le Dr Phélippeaux de Saint-Savinien (Charente-Inférieure) : *Considérations sur le tétanos, plusieurs cas de guérison, divers traitements de cette maladie.*

veineux. Lors de castration, le siège, le foyer de la douleur est aux testicules : il faut donc debrider s'il y a constriction des nerfs, appliquer, sur la plaie, des topiques calmants et faire, dans la région endolorie, des injections hypodermiques de chlorhydrate de morphine.

Est-ce après le bistournage que le tétanos survient ? il faut inciser les enveloppes testiculaires, détordre le cordon et opérer ainsi qu'il est dit ci-dessus.

Dans le tétanos traumatique, dit M. le Dr Jaccoud (*Traité de Pathologie interne*, tome I, page 447), l'indication causale est remplie par l'extraction des corps étrangers, par le traitement méthodique, quelquefois par l'agrandissement de la plaie, enfin par la section du nerf intéressé (1).

Il est incontestable que l'objet du praticien qui a à combattre le tétanos, c'est de se rendre maître de la souffrance déterminant cette névropathie. On y parvient, ou au moins on peut espérer d'y parvenir, en détruisant la cause de l'irritation nerveuse. L'indication pathogénique est très précise : il faut dompter l'excitabilité motrice de l'appareil spinal ; mais, en raison de la violence qu'elle présente dans le tétanos, les moyens les plus rationnels sont le plus souvent impuissants à la réprimer, de sorte que l'indication, fait remarquer, avec juste raison, M. le Dr Jaccoud, est plus facile à formuler qu'à remplir.

« Il ne faut donc pas oublier, fait observer le Dr Phélippeaux, que c'est l'irritation des nerfs lésés qui donne lieu à ces réflexes violents qu'on voit se traduire par d'indomptables contractures toniques des muscles. Les nerfs irrités réagissent en conducteurs centripètes sur les cellules de la substance grise des cornes antérieures de la moelle épinière. L'impression douloureuse, l'irritation de cette névrite, élaborée dans les dites cellules, donne lieu à des contractions d'abord spasmodiques, puis toniques, qui s'étendent bientôt aux muscles animés par les nerfs provenant de la moelle épinière, après avoir été, dès le début, le plus souvent transmise à ceux de la région cervicale postérieure, ainsi qu'aux nerfs de la base du cerveau. Le trismus et la dysphagie sont causés, l'un par l'excitation du tri-

(1) Dans le tétanos toxique produit par la strychnine ou la brucine, l'indication est très-nette, dit M. Jaccoud : il faut administrer un vomitif pour débarrasser l'organisme de la portion de substance qui n'est pas encore absorbée, puis donner les agents qui peuvent atténuer les effets du poison, savoir, le chlore, le brôme, l'iode et le sulfate de quinine. Mais cette indication reste théorique : quand le tétanos éclate, l'absorption est effectuée, il n'y a rien à attendre du vomitif et il est aussi trop tard pour les antidotes précédents, puisque les expériences de Donné ont établi qu'ils n'agissent que dans les dix minutes qui suivent l'ingestion de la substance toxique. Le tétanos ainsi produit, malgré la spécificité de sa cause, ne fournit donc pas d'indication causale particulière, et le traitement est réduit, comme dans les autres formes, à l'indication pathogénique.

jumeau, que donne le nerf maxillaire inférieur aux muscles élévateurs de la mâchoire ; l'autre par l'excitation du glosso-pharyngien et du pneumo-gastrique lesquels président à la déglutition œsophagienne avec le nerf spinal qui contribue, comme eux, à la formation du plexus pharyngien. »

Dans le tétanos traumatique, MM. Arloing et Tripier conseillent de couper, le plus haut possible, les nerfs qui innervent la région blessée.

Rœll, Héring et M. Lafosse auraient eu des succès en coupant le filet nerveux qui se rend dans la partie lésée ; l'incision est faite, bien entendu, entre le point irrité et le centre de l'innervation.

On a aussi recommandé, comme traitement du tétanos traumatique, l'extension artificielle, le tiraillement des nerfs. Chez l'homme, M. Vogt a guéri un cas de tétanos traumatique, suite d'une blessure à la main, par le débridement de la plaie et le tiraillement des troncs nerveux qui constituent le plexus brachial dans le triangle sous-claviculaire. Un doigt est placé sous le plexus mis à nu et l'on tiraille sur les deux extrémités des nerfs. Le névrilème, qui paraissait congestionné, est débridé jusqu'aux vertèbres. Pansement antiseptique.

Il est rationnel de tenir la plaie bien propre et de l'imbiber fréquemment d'alcool camphré, ou mieux d'y appliquer des narcotiques, la solution de morphine par exemple. La cautérisation au fer rouge est peut-être à essayer.

M. Naud, vétérinaire à Lavalette, a relaté 3 cas de guérison de tétanos traumatique par la *saignée*, le *séton au poitrail*, des onctions de *pommade de peuplier camphrée*, sur la gorge et les mâchoires, des frictions, sur la colonne dorso-lombaire, avec un mélange d'*huile de laurier*, *d'eau-de-vie camphrée* et *d'essence de lavande*, des fumigations de *camphre* dans les voies respiratoires, faites deux fois par jour, des *fumigations générales de plantes aromatiques* ; enfin des applications de couvertures de laine sur le corps et de peau de mouton sur la tête, dans le but de provoquer la transpiration cutanée.

Que le tétanos soit idiopathique ou symptomatique, fait observer judicieusement M. Lafosse, on doit surveiller l'état des poumons, surtout lorqu'on entend les animaux tousser ; et si l'on reconnaît que ces organes s'enflamment, recourir aux sétons, aux vésicatoires sur la poitrine, aux lavements émétisés et *cesser les inhalations d'éther ou de chloroforme.* Cette méfiance que semble témoigner M. Lafosse à l'égard de l'éther et du chloroforme (on sait que celui-ci n'agit qu'en produisant une *anesthésie* asphyxique) pourrait bien être justifiée : aussi nous proposons-nous d'anesthésier un animal bien portant, 3, 4, 5 fois, dans la même journée et plusieurs jours de suite, avec l'éther et avec le chloroforme, pour voir si les inhalations peuvent se répéter un très grand nombre de fois sans préjudice pour l'organe pulmonaire. C'est ici le lieu de dire qu'on ne saurait prendre trop de précautions pour faire avaler des breuvages aux chevaux atteints de trismus, parce que la déglutition étant excessivement difficile, les liquides font très souvent fausse route : ils descendent par la trachée et vont ainsi déterminer, dans les poumons, des désordres qui sont presque toujours irrémédiables.

« L'art ne possède pas encore un moyen d'une efficacité certaine contre le tétanos, nous dit le dictionnaire Littré et Robin ; peut-être devrait-on abandonner tous les autres traitements pour recourir exclusivement aux injections ou aux breuvages de sulfate d'atropine, ou bien administrer des pilules d'extrait de belladone. Quant au chloroforme et au chloral, ce sont d'excellents moyens à employer à l'effet de calmer momentanément les accès convulsifs et retarder leur retour ; ce sont des auxiliaires fort utiles, mais rien de plus. L'emploi des courants électriques continus a été essayé non sans succès. » La thérapeutique moderne qui, à juste raison, a la prétention d'être rationnelle, ne jouit donc pas encore, pour ce qui concerne le traitement du tétanos, d'une faveur beaucoup plus grande que la thérapeutique empirique d'autrefois.

Bains de vapeur. — Ehrmann, Hayne et Ayrant ont obtenu quelques succès avec les bains de vapeur. Ils couvraient l'animal avec une grande couverture descendant jusqu'à terre, et plaçaient un foyer de vapeur d'eau sous le ventre, soit au moyen d'un fourneau et d'une marmite, ou de la chaux vive jetée dans un baquet contenant de l'eau.

Ces bains agissent comme topiques et diminuent la tension musculaire ainsi que la rigidité de la peau ; ils favorisent conséquemment la transpiration, dont l'abondance indique souvent une terminaison favorable.

Le rôle considérable que joue le froid dans le tétanos, lorsqu'il n'est ni traumatique ni toxique, justifie le traitement par les bains chauds ou les bains de vapeur, traitement qui, malgré son caractère empirique, répond, en réalité, à une indication causale définie. Il est certain que cette médication compte quelques succès. Romberg et d'autres médecins l'ont repoussée pour la raison que les manipulations qu'elle nécessité sont autant d'excitations qui exaspèrent les spasmes ; mais Hasse a constaté que cet effet est temporaire et qu'il n'a lieu qu'au premier moment, c'est-à-dire lorsqu'on saisit le malade pour le transporter. Ces bains, qui agissent, sans doute, par la sudation et par la modification qu'elle produit dans l'excitabilité nerveuse, doivent être prolongés et répétés plusieurs fois dans les 24 heures ; il est prudent de ne pas les employer seuls et de les unir à l'une des médications internes.

Sudations. — Gerlach, Bernard et Jessen ont guéri des animaux tétaniques en provoquant des transpirations ; ils enveloppaient les malades dans des draps mouillés avec de l'eau chaude.

Jaborandi. — On vient d'essayer le jaborandi et son principe actif, la pilocarpine (nitrate et chlorhydrate), qui sont diaphorétiques et sialagogues.

Sudorifiques. — Les autres sudorifiques donnés à l'intérieur, en breuvages, ou en lavements (infusions chaudes de *tilleul*, *sureau*, *coquelicot*, *bourrache*, *salsepareille*, avec le *carbonate*, *l'hydrochlorate* ou *l'acétate d'ammoniaque*), ont été recommandés par Sedehan, Fritz et M. Lafosse, qui les employaient concurremment avec les révulsifs, les anesthésiques, les nervins ou les antispasmodiques, ainsi que les narcotiques, qu'ils appliquaient sur les plaies dans le tétanos traumatique.

Bains.—Gierer recommande les bains alcalins, en mouillant les draps dont on enveloppe les animaux avec de l'eau de lessive tiède.

Pillwax, Roell et Schütz recommandent les *douches froides* et même les *applications de glace* sur la colonne vertébrale.

D'autres conseillent l'usage des *lotions* et des *bains froids*.

On a employé aussi les *fumigations*, les *lavements*, les *embrocations*, les *breuvages émollients* ou *laxatifs*.

Les *frictions révulsives* ou *vésicantes*, les *scarifications*, les *ventouses scarifiées ou non*, les *larges vésicatoires*, les *sétons*, les *feux en grosses raies* et l'*acupuncture* recommandés par Waldinger, Rainard, Hofacker, Prévost et Brogniez, n'ont guère donné de succès.

Huile de croton. — Moiroud a guéri deux chevaux affectés de la névropathie en question par l'huile de croton tiglium.

Électricité.—Matteuci conseille les courants galvaniques continus, qui sont essentiellement hyposthénisants lorsqu'ils agissent sans interruption, sur les troncs nerveux ou les muscles, pendant près d'une demi-heure. En dirigeant de fortes décharges électriques sur les muscles, on peut suspendre rapidement leur propriété contractile ; la galvanisation de la moelle par un fort courant épuise promptement l'excitabilité spinale et, par suite, fait disparaître la convulsion ; mais l'effet n'est que temporaire.

Castration.— Taffanel, Dumont, Vatel et d'autres, ont cité des exemples de guérison au moyen de la castration, qui convient surtout chez les sujets atteints de spermatorrhée. Taffanel a opéré *debout* et par *torsion* : le cheval perdit 8 litres de sang. Cette hémorrhagie fut-elle étrangère à la cure ? fait observer, avec juste raison, M. Lafosse.

Nous ne croyons pas que la castration en elle-même puisse amener, ni même favoriser la résolution du tétanos : cette opération est trop souvent la cause des contractures tétaniques pour pouvoir en être aussi le remède Le tétanos, en effet, sur les chevaux de sang et même sur les chevaux communs, complique très souvent la castration, et c'est parce que les partisans de cette opération, sur le cheval arabe, vont se trouver aux prises avec cette redoutable éventualité, avec ce terrible écueil, que nous craignons de voir trop tôt leur idée abandonnée. Ce n'est point ici le lieu de dire ce que nous pensons de la castration du cheval arabe : cette question, à notre avis, ne doit, du reste, être jugée que par la pratique, mais nous devons mettre en garde, nos collègues et les éleveurs contre la cause de mécomptes que nous venons de signaler. En faisant paraître notre revue thérapeutique de la maladie, nous pourrons probablement rendre service aux uns et aux autres, et c'est parce que notre mémoire va peut-être avoir quelque actualité que nous nous sommes hâté de le livrer à la publicité.Le cheval arabe est, nul ne le conteste, de la catégorie des chevaux de sang, des chevaux nerveux, irritables : aussi les opérateurs devront ils compter avec la névrose tétanique et faire tout leur possible pour l'éviter. C'est aux praticiens de chercher à préciser le déterminisme de la prophylaxie du tétanos chez les chevaux qu'ils doivent mutiler. Il y va de l'intérêt des opérateurs autant que de celui des éleveurs ; car la réputation des chirurgiens n'a pas d'autres bases que les suites de leurs opérations.

Acide prussique et Cyanure de potassium.— L'acide prussique et le cyanure de potassium, essayés d'abord par Lafore et Bizenberger, puis par M. Lafosse, ont eu parfois pour effet de calmer la rigidité musculaire et de permettre à l'animal de manger ; mais il n'ont guéri qu'exceptionnellement. MM. Collande et Ch. Siegen, du Luxembourg, auraient triomphé aussi quelquefois du tétanos traumatique, chez le cheval, en déposant sur la langue, 4 fois par jour, le cyanure de potassium à la dose de 15 à 30 centigrammes. Chez des animaux atteints de trismus violent, l'introduction souvent répétée dans la bouche, de tampons de coton imbibés de la solution de cyanure de potassium, ne nous a jamais donné de résultat notable et ne nous a jamais permis de faire manger les malades.

On peut faire usage, à l'extérieur, du cyanure de potassium en pommade au 1/10ᵉ, au plat des cuisses et sur les joues (sur la région du plexus sous-zygomatique lorsqu'il y a trismus). La dose de la pommade est de 4 à 6 grammes (1).

La *valériane*, la *jusquiame*, (dans le cas de trismus, on peut frictionner la région massétérienne avec l'huile de jusquiame), la *morelle douce-amère*, le *laurier-cerise*, le *hachisch*, les *toniques*, l'*huile phosphorée*, l'*hellébore noir*, les *alcalins*, le *carbonate de potasse* et les *purgatifs* ont été préconisés tour à tour ; mais leur efficacité est toujours restée des plus douteuses.

Tabac. — Le tabac, d'après O'Reilly, Haughton et Babington, aurait produit quelques guérisons. On administre ordinairement l'infusion de feuilles, par la bouche ou le rectum ; mais comme la richesse du tabac en nicotine est extrêmement variable, il vaut mieux, à l'exemple de Haughton, employer la nicotine pure ; dans les deux cas de succès qu'a fait connaître ce dernier auteur, la nicotine a été donnée (aux deux hommes malades) à la dose de trois gouttes par jour dans quelques grammes d'eau et de vin.

Ether.— Comme agent anesthésique, dit Tabourin, l'éther sulfurique a procuré, depuis 1846, un grand nombre de guérisons de tétanos essentiel. MM. H. Bouley, Ledru, Sève et Delwart ont publié beaucoup de faits qui démontrent l'efficacité de l'éthérisation dans le traitement du tétanos idiopathique et même du traumatique. Le Dʳ Jaccoud dit qu'il n'emploiera pas d'autre traitement que les insufflations d'éther répétées toutes les heures et même toutes les demi-heures.

(1) Le cyanure de potassium suspend la propriété contractile des fibres striées ; mais il n'y a pas que lui qui ait cette action : car on peut obtenir les mêmes résultats en appliquant à la surface des muscles, ou en injectant dans les vaisseaux, non seulement les narcotiques ou le chloroforme, mais même des sels de plomb ou certaines huiles essentielles.

Curare (*Ourari-ourara* des Indiens; le meilleur provient du Para). On a essayé aussi les injections sous-cutanées, ou dans le cœcum, de la solution de curare (5 à 10 centigrammes dans 100 gouttes d'eau) ; on introduit, chaque fois, 15 à 20 gouttes de la solution ; l'effet dure 4 à 5 heures, et diminue ensuite ; il faut alors répéter l'opération.

Le Dr Vella est un de ceux qui ont le plus vanté le curare par la méthode endermique. A Toulouse, on a employé ce médicament sans succès. MM. Chassaignac, Gosselin, Désormeaux, Richard, etc... ont reconnu qu'il avait bien pour effet de détruire la rigidité musculaire tétanique (1). Vulpian, Guitrac, Pollé, Haughton, Babington et le Dr Du Cazal ont publié d'intéressantes observations sur le curare et son emploi.

Le curare éteint la propriété des nerfs moteurs, tout en conservant celle des nerfs sensitifs. Chose curieuse, cette action paralysante du curare, sur les nerfs moteurs, procède de la périphérie vers le centre, ce qui est l'inverse de la paralysie ordinaire de ces nerfs.

Le curare agit sur le système nerveux moteur de la vie de relation plus vite que sur le système nerveux de la vie organique ou sympathique; mais il finit aussi par atteindre ce dernier lorsque l'empoisonnement est complet et il n'est plus possible alors, par exemple, d'exciter le cœur par la galvanisation du nerf vague. La contractilité musculaire est entièrement distincte et indépendante de la propriété nerveuse qui la met en jeu ; car, après que le curare a fait disparaître la faculté conductrice des nerfs moteurs, le tissu musculaire continue à se contracter, lorsqu'il est directement irrité par l'électricité, la piqûre, etc. (Claude Bernard).

Cet agent médicamenteux a été prôné aussi par Verga, qui dit lui devoir quelques guérisons.

On a cru trouver, dans le curare, le remède infaillible du tétanos : l'observation a considérablement réduit ces espérances, affirme M. le professeur Jaccoud ; mais elle a montré cependant que cette médication peut, comme les autres, avoir ses succès. Le curare, en médecine humaine, est administré par la méthode hypodermique ou par la méthode endermique ; cette dernière serait plus efficace d'après les observations de Sochner. On fait une solution de cinq centigrammes de curare, dans 100 gouttes d'eau et l'on injecte chaque jour, en deux fois, 20 gouttes de ce liquide dans le tissu cellulaire, ou bien on applique, sur une région dénudée d'épiderme, un petit carré

---

(1) Pour plus de détails, voir dans le *Bulletin thérapeutique* du 30 octobre 1865 ; *Du curare, au point de vue thérapeutique*, par le Dr Jousset (de Bellesme).

de linge imbibé de 10 gouttes de la solution et l'on recouvre le tout avec du taffetas gommé. Si les accidents sont très intenses, on peut donner, à l'intérieur, un milligramme de curare, toutes les deux ou trois heures, et plus encore ; car les expériences remarquables de MM. Voisin et Liouville ont établi que cette substance peut être administrée à des doses bien supérieures à celles qui ont été employées d'abord. Dans le tétanos en particulier, on peut donner d'emblée la dose d'un décigramme de curare à un homme de force moyenne et, dans un espace de vingt-quatre heures, injecter sous la peau, un autre décigramme, à trois et quatre reprises différentes.

Fève de Calabar.— Depuis quelques années, cette fève a été employée dans le traitement du tétanos, notamment par les Docteurs Lemaire, Vaton et Bourneville, et les résultats obtenus sont vraiment encourageants. Comme dans la chorée; dit M. Jaccoud, on peut donner quatre grammes, par jour, d'une teinture faite avec quatre grammes de fève pour trente grammes d'alcool rectifié, et cette dose peut être graduellement portée au double; ou bien on fait prendre l'extrait ou la poudre de fève à la dose de 20 à 60 centigrammes par jour. L'extrait peut être donné sous la forme pilulaire, d'après la formule de Waton : Extrait de fève, 60 centigrammes; poudre de gingembre, Q. S.; le tout pour 24 pilules; on en donne une toutes les deux heures et même toutes les heures, selon le cas.

Aconit.— M. Reynal a fait disparaître momentanément le trismus avec des frictions de teinture d'aconit sur les masséters. Le Docteur Thorpe a guéri un cas de tétanos traumatique, chez l'homme, avec l'aconit à haute dose.

Comme narcotique, l'aconit napel n'a encore reçu aucune application spéciale importante en médecine vétérinaire ; cependant, il convient parfaitement dans le traitement des névroses qui, comme le tétanos, sont accompagnées de fièvre vive. Il paraît montrer surtout de l'efficacité contre les maladies des conducteurs nerveux, et les irrégularités de la contraction musculaire, les contractions cloniques et toniques. (La dose de 20 gouttes de teinture d'aconit, répétée plusieurs fois par jour, a paru avoir autant d'efficacité que la valériane, pour calmer les contractions spasmodiques du diaphragme).

Dans les cas de trismus, ne pourrait-on pas essayer des injections, sous la peau de la face, avec la solution aqueuse d'aconitine ?

Camphre.—Ce médicament a eu de nombreux partisans : Bourgelat l'associait à la liqueur anodine d'Hoffman ; Gohier à la valériane ou à la jusquiame ; Goirand à la valériane. M. Rey l'a employé aussi à la clinique de Lyon : associé à la valériane, il a produit de bons effets ; à Lyon encore, le camphre, uni à la jusquiame, a réussi une fois.

Olivier a fait des frictions sèches de camphre en poudre, précédées d'incisions de la peau d'un pouce de longueur et espacées de deux pouces (Lafosse).

Waldinger et Héring donnaient 8 grammes de camphre et 16 de sel de nitre, 3 à 4 fois par jour. A l'Ecole de Lyon, on a donné, pendant assez longtemps, le camphre, l'essence de térébenthine, l'opium et l'azotate de potasse dans les tisanes de valériane ou de morelle douce-amère. On employait concurremment les onctions d'huile camphrée.

Assa-fœtida. — Il est aussi employé seul ou uni, soit à l'opium, soit à la valériane, soit au camphre ou à l'éther.

Noix vomique.— Hertwigt dit que la noix vomique lui a permis de guérir la moitié des animaux tétaniques qu'il a traités.

M. Toms, vétérinaire anglais, l'a employée également avec beaucoup de succès.

Sulfate de quinine.— M. Raconnat, en considération du type rémittent de la maladie, a eu l'idée d'utiliser le sulfate de quinine et rapporte qu'il a obtenu des guérisons inespérées par l'emploi de ce sel en lavements ; 4 grammes étaient mélangés à 15 décigrammes d'extrait d'opium. Le sulfate de quinine étant l'antagoniste du sulfate de strychnine, il n'y aurait rien d'étonnant que le premier de ces alcaloïdes modérât les contractions tétaniques spontanées, comme les artificielles.

Datura stramonium. — La stramoine est indiquée dans les mêmes cas que la belladone ; elle est d'un emploi avantageux, dit notre regretté professeur Tabourin, en injections dans les veines, contre le tétanos. M. Bigniet a guéri, en 1858, avec la pomme épineuse (l'herbe aux sorciers, l'endormie), un cas de tétanos traumatique, suite de la queue à l'anglaise chez un cheval. Le médicament fut employé principalement en fumigations humides et générales, prolongées et plusieurs fois renouvelées : on donna aussi quelques lavements. C'est là une médication bien facile à appliquer en Algérie ; car le Datura y est très-répandu, aussi bien dans les champs que dans les jardins.

« Depuis que je suis en Algérie, dit notre collègue et ami

Pommier, j'ai traité un grand nombre de chevaux et de mulets tétaniques ; j'ai essayé tous les traitements classiques les plus rationnels ; j'ai obtenu quelques succès, mais beaucoup d'insuccès. Après une longue série d'essais comparatifs, je me suis arrêté au traitement par le Datura administré en breuvages, en fumigations et en lavements. » M. Pommier, pour expliquer ses préférences, donne les relations de 5 cas de guérison de tétanos essentiel et de 4 cas de tétanos traumatique guéris aussi par son mode de traitement, qui consiste à faire prendre, autant qu'on le peut, des fumigations au malade, avec de l'eau bouillante remplie de fleurs et de feuilles de stramoine. On couvre l'animal avec de grandes couvertures et l'on place le fourneau sous le ventre, de façon à faire, en même temps, transpirer le plus possible. L'écurie étant bien fermée, son atmosphère se remplit de vapeurs de stramoine et le malade en respire suffisamment pour que la sédation puisse se produire. En outre de ces fumigations, M. Pommier fait prendre des breuvages et des lavements avec des infusions de Datura.

Nourriture au thé de foin avec farine d'orge ou farine de blé; sulfate de soude, dans les breuvages, pour prévenir la constipation. Eviter aux animaux la plus petite excitation etc... Tels sont les moyens adjuvants qu'emploie notre collègue pour assurer davantage une guérison sur laquelle d'assez nombreux succès l'autorisent à compter de plus en plus.

Essence de térébenthine. *Traitement de MM. Ducrocq et Palat.* — Le traitement de M. Ducrocq consiste à faire ingurgiter au cheval tétanique, un litre d'essence de térébenthine, en deux fois, à vingt-quatre heures d'intervalle. Chaque demi-litre d'essence est mélangé à 20 grammes de camphre et à 8 œufs. Ce médicament, qui nous paraît des plus incendiaires, surtout en pareille occurrence, provoque une surexcitation vertigineuse à la suite de laquelle l'animal tombe dans un coma des plus profonds. M. Ducrocq assure avoir obtenu de bons résultats de ce moyen *curatif.*

M. Palat, vétérinaire à Paris, administre aussi l'essence de térébenthine, comme sudorifique, dans les cas de tétanos, moitié en électuaire, moitié en lavement ; mais à dose plus restreinte : 5 à 6 centilitres par jour.

Alcool. — M. Liautard, professeur au Collège vétérinaire de New-York, a écrit à M. Trasbot que son traitement préféré était le suivant : tranquillité, obscurité absolue ; stimulants, alcool, acide prussique en boissons et en lavements. Ce traitement provoque une transpiration des plus profuses et d'une assez longue durée, qui est suivie d'un relâchement de tous les muscles et d'une amélioration générale.

Dans la médecine humaine, l'alcool a réussi plusieurs fois : chez deux malades, qui ont guéri, Kutchinson l'a employé sous forme de punch et la dose a été portée jusqu'à commencement d'ivresse ; l'un de ces cas se rapporte au tétanos idiopathique, l'autre au tétanos traumatique.

Azotate de potasse. — Le vétérinaire allemand Haubold a guéri, en 4 jours, un cheval atteint de tétanos traumatique, en lui administrant, à l'intérieur, le nitrate de potasse, uni aux sels minoratifs et en frictionnant la région massétérienne avec la pommade suivante :

Cyanure de potassium....... ..	6	grammes
Axonge......................	30	—

Opium. — D'après Fournier-Pescay (*Dictionnaire des Sciences médicales*, 1821), l'opium aurait presque toujours été employé dans le tétanos et n'aurait jamais réussi : « Les empiriques, dit cet auteur, se sont toujours obstinés et s'obstinent encore à le placer en première ligne dans le traitement du tétanos, et le non succès n'a pu décréditer ce remède, dont l'action stimulante chez certains sujets, et stupéfiante chez d'autres, est diamétralement opposée à l'effet qu'on en attend. Tous les hommes qui tiennent compte, pour les cas à venir, des résultats antécédemment observés dans la pratique, ont été conduits à renoncer à l'emploi de l'opium contre la maladie qui nous occupe; ils ont reconnu que cette substance est souvent dangereuse lorsque le tétanos est caractérisé par un grand abattement des forces vitales: ici il prolonge, il augmente l'abolition de ces forces; ils ont aussi vérifié que dans les circonstances où les forces sont exaltées, où la turgescence sanguine est prédominante, l'opium augmente la stimulation et entretient le mal au lieu de l'apaiser.

Peut-être cette substance pourra-t-elle, désormais, être employée d'une manière plus rationnelle dans le traitement du tétanos: cette conjecture est fondée sur un nouveau et très intéressant travail de M. Robiquet, professeur à l'Ecole de Pharmacie de Paris. Ce savant est parvenu à extraire de l'opium la *narcotine*, qui le rend quelquefois si pernicieux ; plusieurs médecins font l'éloge de cette nouvelle préparation de l'opium; le temps en fera mieux apprécier encore les bons effets. »

L'opium a bien souvent échoué, dit M. Jaccoud; mais ses insuccès ne doivent pas faire perdre de vue les services réels qu'il a rendus dans quelques cas. Les signes d'une action favorable sont la cessation des douleurs et la rémission des crampes; ces phénomènes indiquent, en même temps, que le remède doit être suspendu ou que la dose doit en être diminuée jusqu'au retour de nouveaux paroxysmes. Ce mode d'administration entrecoupée met à l'abri du *narcotisme*, qu'il faut soigneusement éviter dans une maladie dont le principal danger est l'asphyxie. Si le malade peut avaler, on donnera l'opium indifféremment sous forme de morphine, d'extrait thébaïque ou de laudanum ; dans le cas contraire, on aura recours aux lavements, ou mieux encore aux injections hypodermiques de morphine.

M. le Dr Debout a publié aussi un remarquable mémoire sur la valeur de l'opium à hautes doses dans le traitement du tétanos spontané.

Toutes les affections nerveuses qui se traduisent au dehors par des désordres dans les muscles de la vie animale peuvent être traitées, avec plus ou moins d'avantage, lisons-nous dans Tabourin, au moyen des diverses préparations d'opium. C'est la plus grave de ces névroses, le tétanos, qui a été l'objet des tentatives de ce genre les plus nombreuses. De la Bère-Blaine, Hénon, Gohier, Rainard, Prévost, Reboul, etc., et un grand nombre de praticiens ont employé l'opium seul ou associé à divers autres agents thérapeutiques, pour vaincre la contraction musculaire permanente qui caractérise le tétanos, et les résultats ont été souvent favorables. D'après Hertwig, on ne réussit que contre le tétanos essentiel, et encore faut-il, pour cela, que la maladie soit attaquée dès le début avec vigueur, et avant que la fièvre et les sueurs se soient déclarées. Enfin, Delafond pense que pour réussir contre cette affection, il est indispensable d'administrer l'opium à grandes doses, soutenues et continuées, jusqu'à l'affaiblissement de la contraction musculaire et jusqu'à la cessation de l'excessive sensibilité qu'on remarque dans tout le cours de cette redoutable maladie. « Il est certain, ajoute Tabourin, que si un état pathologique peut excuser le praticien de pousser les effets de l'opium jusqu'à cette espèce d'empoisonnement qu'on appelle *narcotisme*, c'est assurément le tétanos. »

Blind et Field administraient une dose de 15 grammes d'opium, répétée matin et soir. D'autres vétérinaires anglais donnent 90 grammes de teinture d'opium, associée à l'éther, et Morton parle de 100 grammes de laudanum. Ces quantités ne nous surprennent nullement, attendu que nous avons été obligé de donner jusqu'à 150 grammes de teinture d'opium (en 3 fractions), dans l'espace de deux heures, à des chevaux atteints de coliques violentes; et ce n'est qu'après l'ingestion de la 3e partie de la dose en question, que nous avons pu voir nos malades s'endormir.

Au sujet de l'opium, rapportons que, d'après le Dr Pécholier, ce médicament n'aurait d'action de sédation directe, que sur la sensibilité ; sur toutes les autres activités de l'organisme, ses effets primitifs seraient excitants. Si la thébaïne, la papavérine et la narcotine sont essentiellement douées de l'excitation motrice, la codéine, la morphine et surtout la *narcéine*, seraient absolument sédatives. Il est donc indiqué d'essayer seul, ce dernier alcaloïde, dans le tétanos, bien qu'il n'ait point la *vertu spécifique* que nous cherchons, celle d'apaiser l'excitation motrice qui constitue l'*essence* de la maladie tétanique.

Acétate de morphine. — L'acétate de morphine, administré à l'intérieur ou introduit sous la peau, a vaincu plusieurs fois le tétanos; sa dose est de 1 à 2 grammes, comme pour le chlorhydrate.

Le vétérinaire Kretschmer a guéri un cheval atteint de tétanos idiopathique, en lui donnant intérieurement l'acétate de morphine, uni à la glycérine, et en appliquant extérieurement des frictions composées de chloroforme et d'huile de jusquiame.

M. Brauer a guéri, en 4 semaines, un cheval atteint de tétanos essentiel, par l'application, sur la langue, d'acétate de morphine, et par des frictions irritantes sur les reins.

Le vétérinaire allemand Muller mentionne un cas de guérison, chez un cheval atteint de tétanos traumatique, par l'emploi de l'acétate de morphine en injections sous-cutanées. 4 grammes d'acétate de morphine furent injectés, en 6 fois, pendant deux jours : guérison le 3e jour.

A l'Ecole d'Alfort, on a tenté, sans succès, sur deux chevaux tétaniques, l'injection d'acétate de morphine.

Chlorhydrate de morphine. — On le donne dans des breuvages ou en injections sous-cutanées. C'est avec le chloral, les inhalations de chloroforme, d'éther ou de nitrite d'amyle, un des meilleurs remèdes à essayer. Lorsqu'on administre ces divers médicaments aux tétaniques, les convulsions se ralentissent et les forces générales s'usent moins vite ; on gagne du temps, et la maladie finit quelquefois pas se juger.

Le chlorhydrate de morphine peut se donner, chez le cheval, à la dose d'un gramme, dissous dans trente grammes d'eau distillée. On l'injecte sous la peau des régions contracturées au moyen d'une petite seringue ordinaire, dont la canule est introduite dans une étroite ouverture faite au tégument par le bistouri ou le trocart.

M. Chesneau a guéri un cas de tétanos essentiel en injectant, dans un godet sous-cutané, fait avec l'aiguille à séton, une solution d'un gramme de chlorhydrate de morphine dans 30 grammes d'eau. MM. Tixier et Pommier, ont guéri, de la même façon, un mulet atteint de tétanos général avec trismus des plus violents.

Le traitement par la méthode dosimétrique du savant Docteur Burggraeve a aussi donné de bons résultats à M. Mansuy, vétérinaire à Remiremont. Ce praticien a guéri, en 8 jours, un gros cheval de roulage atteint de tétanos, en lui faisant prendre des granules d'un demi-milligramme d'hyosciamine et des granules d'un milligramme de chlorhydrate de morphine, 5 granules de chaque sorte toutes les heures et 8 heures par jour. Purgation avec 60 grammes d'aloès.

On a obtenu également des guérisons avec le traitement mixte : chloral en breuvages et chlorhydrate de morphine en injections.

Nous devons rappeler ici qu'il ne faut employer le chlorhydrate de morphine qu'à dose modérée ; car, autrement, on obtient des résultats désastreux. Nous nous souvenons encore d'un baudet espagnol tétanique que notre ami, M. Brénac, pharmacien militaire, et nous, avons voulu traiter (à Tizi-Ouzou, en 1872), avec le chlorhydrate de morphine : 1 *gramme* dissous dans 30 grammes d'eau et introduit sous la peau des côtes décollée par l'aiguille à séton. Au bout de quelques instants, l'animal, atteint d'une espèce d'accès de vertige, avec perte de la vue, s'est élancé dans la mangeoire, a frappé des pieds avec frénésie et est devenu complètement inabordable. Une transpiration profuse s'est produite sur la tête, autour des oreilles, sur l'encolure, sur les côtes, aux flancs et sous le ventre. La respiration devint anxieuse et les battements du cœur tumultueux. La mort, arrivée assez promptement (au bout de 6 heures), mit fin à ce terrible accès, qui ressemblait à ceux de la rage ou du vertige, tellement la surexcitation était grande.

M. Friedbeyer, professeur de clinique à l'Ecole vétérinaire de Munich, a observé des accidents analogues après avoir fait deux injections de 10 centigrammes de chlorhydrate de morphine dissous dans 25 grammes d'eau. Ces phénomènes d'excitation extrême, déterminés par la morphine, avaient déjà été signalés par Schilling et par J. Albrecht.

Hydrate de chloral.— On sait que le chloral injecté dans les veines, constitue le plus puissant des anesthésiques. Il plonge immédiatement les animaux dans un état d'insensibilité qu'aucun excitant, à part les courants électriques, n'est capable de faire cesser. Cette insensibilité, qui ressemble à celle du cadavre, dure pendant 1, 2, 3, 4, 5 heures ; et, alors que les fonctions de l'axe cérébro-spinal sont momentanément anéanties, au double point de vue de la sensibilité et de la motilité, la respiration continue calme et régulière.

Il est à peu près démontré que le chloral agit par le chloroforme qu'il engendre en se décomposant sous l'action des alcalis du sang, des carbonates alcalins. Le chloral se dédouble en chloroforme et en formiate de soude qui est éliminé par les urines. Dans sa très-remarquable thèse, pour le Doctorat en médecine, intitulée : « *Recherches expérimentales comparatives sur l'action du chloral, du chloroforme et de l'éther, avec applications pratiques,* » un de nos plus brillants professeurs des écoles vétérinaires, M. Arloing, de Lyon, rapporte que le formiate de soude est un *défervescent* très-puissant, de sorte que le chloral, en se dédoublant, donne naissance à deux agents salutaires pour les tétaniques : un *anesthésique* et un *fébrifuge*. Suivant cet éminent professeur, les formiates alcalins favoriseraient encore mécaniquement la production des effets anesthésiques du chloroforme, en augmentant (*quoique défervescents*?) la vitesse de la circulation et en facilitant ainsi l'imprégnation des éléments nerveux par l'agent anesthésique.

M. Arloing recommande les injections intra-veineuses de chloral, en solution au 1/5e, à la dose de 18 à 20 grammes pour un âne et de 25 à 50 grammes (suivant la taille) chez le cheval. Les précautions indispensables à prendre, sont : 1° de fractionner la dose ; 2° de pousser chaque injection avec lenteur ; 3° de se servir, pour ponctionner les veines, de canules capillaires.

Ce médicament peut encore être donné en breuvages, en lavements ou en injections dans le cœcum ; les doses sont alors un peu plus fortes.

Le chloral, associé à l'opium, et les injections hypodermiques de chloroforme à haute dose, de façon à entretenir presque constamment l'hypnotisme et l'anesthésie, ont guéri plusieurs fois le tétanos chez l'homme.

Le Dr Chopard, dans une thèse de Paris, en 1876, a réuni 80 observations de cas de tétanos où le *chloral seul*, dans 41 cas, a donné de magnifiques succès.

MM. les Docteurs Parathel et Ganiez, de Darney (Vosges) ont publié chacun un cas de guérison du tétanos traumatique au moyen du chloral.

M. Mégnin a guéri un cheval affecté de trismus en lui faisant prendre, en lavements, 10, 20, 50 et même 80 grammes de chloral. M. Robert a été moins heureux avec ce médicament, qu'il a donné en lavements, à la dose de 50 grammes, 100 grammes, en 24 heures (dans deux lavements).

M. le Dr Burggraeve est d'avis que, dans les cas de tétanos, il y aurait avantage à recourir aux injections d'hydrate de chloral et de borax, afin de produire, à l'état naissant, du chloroforme qui, agissant d'une manière continue, aurait pour effet de produire la détente nerveuse. La proportion est de 35 parties de chloral, 15 parties de borax et 250 parties d'eau. On injecte le liquide, le plus profondément possible, dans le rectum, et on l'y maintient au moyen d'un tampon. Au bout de peu de temps, le chloroforme se dégage et va porter son action sur la moelle épinière, probablement par endosmose. C'est donc la cellule nerveuse qui est directement atteinte, dit l'ardent promoteur de la *médecine dosimétrique*. En effet, dans le tétanos, comme dans les névroses intenses, c'est cette cellule, ou le corpuscule nerveux, qui est le point de départ des décharges dont les filets nerveux moteurs sont les conducteurs. Une fois la détente obtenue, il faut modérer la réaction au moyen de l'aconitine et de la digitaline, quatre à six granules de chaque dans un bol miellé ou dans une cuillerée de sirop, toutes les deux heures ou toutes les heures, selon les cas.

Jusqu'à présent, le chloral ne nous a jamais donné de résultats heureux et, ne nous laissant pas décourager par les premiers insuccès, nous avons employé ce médicament dans les cas suivants :

1° Cheval arabe, très-nerveux, devenu tétanique, après la ponction et la cautérisation d'un kyste à la joue, suite de morsure. Le premier jour, à 3 heures du soir, nous donnons, en breuvage, 30 grammes d'hydrate de chloral, dans 300 grammes d'eau et nous mettons, dans la plaie, 5 centigrammes de chlorhydrate de morphine, à 8 heures du soir, le cheval étant dans le même état, nous lui faisons boire encore 20 grammes de chloral. Aucun effet thérapeutique.

Le lendemain, le tétanos est généralisé, et, du matin au soir, le nombre des mouvements respiratoires va en augmentant de 60 à 120 par minute : l'anhélation est de plus en plus accentuée ; jamais nous n'avions vu de respiration aussi rapide. Après avoir débarrassé le rectum, on donne un lavement de 50 grammes de chloral, dans 500 grammes d'eau (8 heures du matin).

A midi, injection sous-cutanée, sur les massêters, d'un gramme de chlorhydrate de morphine ; à 6 heures, lavement avec 50 grammes de chloral : impossible de rèduire la tension musculaire. Sueurs profuses et surexcitation manifeste, après chaque administration de chloral et surtout après l'injection de morphine ; c'est tout ce que nous produisons.

Mort dans la nuit du deuxième jour.

NÉCROPSIE · Sang noir, liquide et sirupeux, dans les deux cavités du cœur. Les deux poumons sont fortement congestionnés et se montrent couverts de taches ecchymotiques qui attestent la mort par asphyxie. La trachée et les bronches sont totalement obstruées par des mucosités spumeuses et sanguinolentes. Injection de la pie-mère et taches ecchymotiques sur les circonvolutions des deux hémisphères cérébraux ; il y a une teinte sanguine, comme hémorrhagique, autour des petits capillaires qui rampent à la surface du cerveau.

2° Cheval français, atteint de tétanos général après une blessure au passage des sangles. Pendant 3 jours, nous nous bornons à l'expectation et aux meilleurs soins hygiéniques. Le mal progressant toujours, nous recourons au chloral ; à 4 heures 1/2 du soir, lavement avec 50 grammes de ce médicament ; 5 centigrammes de chlorhydrate de morphine dans la plaie.

A 6 heures, comme nous n'avons pas obtenu de résultat, nous faisons prendre un second lavement (toujours aprés avoir vidé le rectum), avec 30 grammes de chloral. L'animal se couche à 6 heures 1/2, s'endort à moitié, est réveillé fréquemment par des attaques convulsives et meurt à 4 heures 1/2 du matin.

3° Jument française du 18° d'Artillerie. Tétanos essentiel (pas de plaie ni sur le corps ni dans la bouche).

Impossibilité de déterminer d'anesthésie ni d'hypnotisme en donnant le chloral en lavements, après avoir préalablement débarrassé le rectum. La dose a été portée progressivement de 50 grammes à 250 grammes. L'absorption par la muqueuse rectale est donc plus difficile que par les autres muqueuses, et la décomposition chimique que réclame le chloral pour se transformer en chloroforme paraît beaucoup plus aléatoire par cette voie que par les autres.

Cette bête nous semble, du reste, absolument réfractaire à l'action des anesthésiques ; car, ayant épuisé tout notre chloral, nous recourons à l'éther et nous donnons, en lavements, des doses qui montent progressivement jusqu'à 400 grammes, sans pouvoir endormir la malade ni produire la moindre détente. Toutes ces doses, bien que massives, n'ont pas plus d'action que les doses réfractées Nous donnons aussi, et sans résultats, 100 grammes d'essence de térébenthine dans deux lavements (un le matin et l'autre le soir).

L'animal est enfin abandonné, et la maladie continue, sans dévier, sa marche vers une terminaison fatale : la mort arrive trois jours après notre abandon de la malade.

Ayant remarqué que toutes nos manœuvres surexcitaient considérablement notre patiente, nous avions cessé de de lui faire boire de force des breuvages farineux. Toutes les causes d'excitation faisaient transpirer la malade : une injection d'un gramme de chlorhydrate de morphine produisit une surexcitation considérable et une diaphorèse des plus profuses, non suivie de détente. (On sait que la morphine, comme l'opium, est un puissant diaphorétique ; mais son action initiale est excitante).

Hémoptysie avant la mort.

Autopsie : Sang dans la poitrine, déchirure de l'oreille droite ; foyers hémorrhagiques dans les poumons, expliquant l'hémoptysie *ante-mortem*. L'animal était mort dans des angoisses inexprimables et avec tous les signes de l'asphyxie.

4° Cheval barbe-syrien, très-irritable ; est atteint d'une pneumonie à droite (plainte, jetage rouillé et souffle tubaire), que nous traitons par l'application d'un sinapisme. La farine de moutarde détermine tellement de douleur que six hommes ne peuvent tenir l'animal, qui se cabre, se renverse et ne cesse de se débattre avec fureur. On vient nous prévenir de l'effet produit par la farine de moutarde, et nous nous empressons de la faire ôter ; il y a une heure qu'elle est appliquée.

Le lendemain matin, nous trouvons le malade couvert de sueurs et nous remarquons, tout de suite, que l'appendice caudal est tendu, roide et porté à droite, que les oreilles sont dressées et que la face est crispée (1). Nous faisons lotionner la peau de la poitrine avec de l'eau tiède morphinée, et nous administrons un breuvage de 40 grammes de chloral.

Le troisième jour, le tétanos est général. On continue le chloral en lavements ; on applique, sur la poitrine, un matelas d'étoupes couvert de 250 grammes de glycérine chloralée au 1/10°, et l'on n'obtient aucun résultat. Nous avons alors essayé le curare en injection dans le cœcum (10 à 15 centigrammes toutes les heures, dans 30 grammes d'eau distillée), le cyanure de potassium sur la langue (solution à 1 0/0) et en injections

(1) Ce n'est pas la première fois que des accidents tétaniques se produisent après des applications révulsives trop douloureuses : plusieurs auteurs citent des cas de tétanos développé à la suite de frictions vésicantes, et M. L. Person, vétérinaire à Paris, dit, dans le *Guide pour l'emploi de la poudre Rigollot*, avoir été témoin de l'apparition du tétanos survenu à la suite de frictions faites avec l'essence de térébenthine sur des chevaux irritables.

dans le gros intestin (4 décigrammes, toutes les heures, dans 20 grammes d'eau distillée) ; puis la teinture d'aconit en frictions sur les masséters.

Mort le quatrième jour. A l'autopsie, nous trouvons une hépatisation de plus de la moitié du poumon droit, avec cavernes gangréneuses.

Ce tétanos a bien été déterminé par les inapisme, attendu qu'une heure avant l'application de la farine de moutarde, l'animal, altéré par la fièvre, avait pris avidement un seau de barbotage contenant 300 grammes de sulfate de soude. Le propriétaire nous a dit, le jour de notre première visite, que le malade avait mangé, le matin, à peu près toute sa ration, et aussi vite que d'habitude.

Revenons à l'action physiologique et thérapeutique du chloral, médicament sur le compte duquel il faut chercher à se faire une juste opinion :

Notre collègue et ami Comény a injecté, dans le cœcum d'une jument, 25 grammes de chloral dissous dans 40 grammes d'eau et, au bout de 12 minutes, il a observé une anesthésie qui a duré 27 minutes. 20 minutes après la fin de l'injection, l'air expiré a dégagé une forte odeur de chloroforme, de pomme de reinette, de cantaloup. Cette élimination, par la voie pulmonaire, a duré 25 minutes. Notre collègue a pu injecter 50 grammes sans déterminer la mort.

Notre laborieux camarade Humbert, vétérinaire militaire, a constaté que 30 à 35 grammes de chloral, dissous dans un décilitre d'eau et injectés dans la jugulaire d'un cheval, endorment immédiatement l'animal pour 20 à 25 minutes. Insensibilité complète. 40 grammes, dans la jugulaire, endorment pour une heure et plus. 50 grammes, injectés par la même voie, sont dangereux.

Il est donc certain que les premières doses employées par les praticiens étaient bien insuffisantes et que 30 et même 50 grammes en lavements n'ont pu produire les effets curatifs qu'on leur a attribués. Il en est pour le cheval comme pour le chien, chez lequel il faut de fortes doses de chloral quand on veut déterminer l'anesthésie : nous avons dû donner jusqu'à 25 grammes, en breuvage, à un petit chien courant de 8 mois pour l'endormir et il nous a fallu 35 grammes pour le tuer (1). Sur un petit chien roquet, 15 grammes ne produisent que l'anesthésie ; il a fallu 20 grammes pour amener la mort.

(1) Ce chloral était-il pur, ou altéré par le temps, par l'humidité atmosphérique ? Il était jaunâtre et un peu déliquescent.

Chloroforme. — L'emploi des inhalations de chloroforme, prolongées et réitérées, afin d'entretenir constamment l'hypnotisme et l'anesthésie, aurait quelquefois guéri du tétanos qui paraissait incurable. Mais il ne faut cesser les inhalations, dit le Dr Alf. Liégeard (de Caen), que lorsque tout symptôme tétanique a complétement et depuis longtemps disparu.

Pour endormir un cheval, on lui enfonce le nez dans une musette, au fond de laquelle se trouve une éponge ou des étoupes imbibées de chloroforme C'est le même procédé pour les inhalations de nitrite d'amyle — un autre anesthésique à essayer — et pour celles d'éther. La musette remplace très bien l'appareil de M. Zangger de Zurich.

Nous n'avons encore utilisé le chloroforme que deux fois et sans succès ; voici la plus remarquable de nos observations :

Cheval anglais, tétanos traumatique général, et l'encolure surtout est fortement contracturée (c'est elle aussi qui, chez notre malade, est le plus souvent couverte de sueurs), beaucoup plus que les membres et les autres régions. Symptôme curieux ce cheval encensait d'une façon automatique et presque continue. Il n'y a eu qu'un demi trismus ; car l'animal a pu manger jusqu'à sa mort, et, à l'autopsie, on a trouvé le tube digestif rempli d'aliments, depuis l'estomac jusqu'à la dernière partie de l'intestin.

Traitement. — Premier jour, inhalation de choloroforme versé sur des étoupes placées dans une musette. Pour la première inhalation, on a mis 50 grammes de chloroforme : en moins de deux minutes, l'animal est tombé comme foudroyé et l'on a dû s'empresser de retirer la musette. Le malade dort profondément pendant un quart d'heure, puis se réveille à moitié et reste assoupi durant une heure, au bout de laquelle il se relève seul Pendant la période anesthésique, nous avons observé des arrêts de la respiration qui ont duré 10 à 15 secondes. Il y avait aussi du pouls veineux très prononcé.

Quatre fois par jour, on fait respirer 15 grammes de chloroforme (10 grammes sont insuffisants et 20 grammes font trop d'effet). Ce chloroforme calme les crises et amène, chaque fois, une détente, temporaire, il est vrai, mais manifeste et constante.

Tous les jours, on a donné 1 gramme de chlorhydrate de morphine dans un demi-seau d'eau ; 3 ou 4 fois par jour, on provoquait d'abondantes sudations au moyen de la chaux vive, placée dans un seau sous le ventre, et sur laquelle on versait de l'eau.

L'animal n'a pas cessé de manger jusqu'à sa dernière heure, et, à part quelques exacerbations, assez rares, du mal, le malade nous paraissait aller de mieux en mieux quand, tout à coup, la mort est venue le surprendre, trois jours après que nous avions ordonné de cesser tout traitement, la guérison nous paraissant suffisamment avancée. Cette terminaison, si inattendue, prouve, une fois de plus, la justesse de la réflexion de Follin qui dit, dans son *Traité de pathologie externe* : « qu'il ne faut point se fier, d'une manière absolue, aux rémissions du tétanos. »

Avec la dose de 15 grammes de chloroforme, nous observions aussi du pouls veineux dans la jugulaire, ce qui semble indiquer que le chloroforme agit comme stupéfiant sur le cœur et qu'il doit amener ainsi de la congestion cérébrale en gênant la circulation de retour.

Autopsie. — Tous les muscles superficiels sont d'une couleur brun-noirâtre ; le sang est très-foncé, boueux, atramentaire, comme dans tous les cas où il y a asphyxie. Les cavités du cœur sont tellement distendues, que le volume de cet organe est double de l'état normal ; le cœur droit contient un gros caillot jaune marbré de noir ; le cœur gauche ne renferme que de la boue noire. Toutes les muqueuses respiratoires, pharynx, larynx, trachée, bronches, ont une couleur jus de mûres et ne présentent pas cependant le moindre gonflement inflammatoire. Estomac et intestin remplis d'aliments.

Au niveau du bulbe rachidien du cerveau, à l'endroit où prennent racines les deux branches des pneumo-gastriques, la pie-mère est très-fortement congestionnée et même couverte de caillots de sang noir. N'est-ce pas là l'explication de la mort par asphyxie dans le tétanos ?

Comme dans les cas relatés précédemment, nous avons trouvé les deux poumons congestionnés, mais encore dépressibles, car le sang n'était point coagulé. Cette apoplexie des organes pulmonaires n'était-elle pas aussi la conséquence de la congestion des pneumo-gastriques à leur origine ? Ces nerfs étant ainsi paralysés laissaient le poumon inerte, alors que de son côté, le cœur, stupéfié par le chloroforme, ne rappelait qu'incomplètement le sang veineux du poumon.

Nous ne pouvons de nos deux premiers essais, dont les résultats sont cependant semblables, tirer aucune conclusion favorable ou défavorable au chloroforme ; mais nous avons pu produire si souvent des accalmies sur nos malades, grâce à ce précieux remède, que nous ne manquerons pas d'y recourir à la prochaine occasion.

Nous ne sommes point, du reste, le seul qui ayons une certaine confiance dans le chloroforme : MM. H. Bouley, Ledru, Roell, Fabry, Brown, Anginiard fils et Snowdon, vétérinaire anglais, lui doivent d'assez nombreux succès remportés sur le tétanos.

On a recommandé également le mélange de chloroforme et d'éther, trois inhalations par jour, jusqu'à ce qu'on obtienne une rémission dans les contractions.

On préconise aussi les frictions de liniment chloroformé sur les régions contracturées.

A propos du chloroforme, rappelons que le Dr Waschmuth conseille de joindre, à ce médicament, un cinquième d'huile de térébenthine. Ce dernier agent détermine, sur la muqueuse de l'appareil respiratoire, une sensation de rafraîchissement et empêche ainsi la paralysie des poumons. Il augmente aussi la capacité des vésicules pulmonaires et, en permettant aux vapeurs chloroformiques de se disséminer sur une plus grande étendue, il laisse la faculté d'en introduire une plus forte dose.

Belladone. — A l'École de Lyon, essayée sur un âne atteint de tétanos essentiel, simultanément avec une décoction de têtes de pavot, et donnée en breuvage, la belladone a eu un plein succès, MM. Falke et Hertwig ont employé souvent ce médicament, soit en breuvage, soit en lavement, avec un résultat favorable.

La pommade de belladone, employée en onctions sur les muscles contracturés, peut contribuer à leur relâchement.

Sulfate d'atropine. — La belladone et surtout le sulfate d'atropine, en raison de leur action relâchante sur les fibres musculaires de la vie animale, sur les muscles à fibres striées, nous paraissent devoir être placés au premier rang dans la liste des médicaments à opposer aux contractures tétaniques des muscles en question.

Nous n'ignorons pas cependant que M. Saint-Cyr a injecté, sans succès, le sulfate d'atropine à la dose de 5 centigrammes, dans le tissu cellulaire de 3 chevaux tétaniques.

MM. Hirsch, Schild et Abadie se sont très bien trouvés de l'emploi du sulfate d'atropine contre le tétanos. M. Bouley propose même de faire des injections intra-musculaires, comme l'a pratiqué Demarquay.

Avec le sulfate d'atropine, administré suivant la méthode dosimétrique, nous avons guéri très rapidement deux cas de tétanos strychnique sur deux chiens empoisonnés par la noix vomique. Ces deux malades semblaient atteints de la rage mue : les mâchoires étaient immobiles, il y avait de la salivation comme dans l'affection rabique, et la raideur du train de derrière, lequel ne servait que très imparfaitement à la locomotion, pouvait, à première vue, être prise pour de la paralysie. C'est la simultanéité de ces deux cas semblables, sur deux chiens de garde de la même maison (ainsi que des tentatives de vol faites la veille), qui nous a le plus aidé dans l'établissement de notre diagnostic.

On a aussi préconisé les injections sous-cutanées d'un mélange de sulfate d'atropine et de chlorhydrate de morphine (15 et 5 centigrammes).

Nous sommes d'autant plus porté à préférer le sulfate d'atropine que nous lui devons notre dernier succès, dans le cas suivant :

Cheval barbe, 4 ans, tétanos traumatique. Pendant 10 jours, le mal, quoique généralisé, semble posséder peu d'acuité puisque l'animal mange, mais lentement, il est vrai, toute sa ration ordinaire.

Le 20 février, la maladie s'exaspère, le trismus est très-prononcé, le corps clignotant recouvre totalement le globe de l'œil ; la respiration est anxieuse ; l'animal se meut difficilement, tombe et se débat : il se fait même des blessures assez graves sur les arcades orbitaires, sur la crête zygomatique gauche et sur l'angle de la hanche gauche. C'est alors seulement que nous croyons devoir faire intervenir une médication pharmaceutique (1) : nous faisons administrer, toutes les heures, 10 grammes de la solution de sulfate d'atropine, à 3 grammes pour 1.000 grammes d'eau, soit 3 centigrammes de sulfate d'atropine chaque fois; 4 fois par jour, lotion de teinture d'opium sur les plaies.

Légère détente le soir même.

Le 21 février, 20 grammes de la solution toutes les heures. Le mieux continue.

Les 22, 23, 24 et 25 février, 30 grammes de la solution toutes les deux heures.

Le 26 février, la détente est tellement manifeste que nous ne doutons plus de la guérison et nous n'hésitons pas à attribuer cet heureux résultat à notre traitement, puisque la maladie avait pris un caractère du plus mauvais augure le jour où nous avons dû intervenir activement.

Le 27 février, l'animal mange toute sa ration et surtout tout son fourrage, auquel on a mélangé de l'orge en herbe.

---

(1) Nous savons bien qu'à présent il ne s'agit plus d'être simplement un médecin dirigeant la nature dans ses tendances heureuses et aidant la force médicatrice spontanée : nous sommes convaincu qu'il faut être également un médecin qui combat et domine la nature dans ses tendances mauvaises ; mais, dans le cas de tétanos, l'intervention médicale est si souvent malencontreuse que l'expectation est encore aujourd'hui parfaitement excusable.

Le 5 mars, notre malade est complètemenl guéri. Il fait maintenant un excellent service.

Sulfates de pelletiérine et d'isopelletiérine. Ces deux alcaloïdes du grenadier doivent être essayés, parce qu'ils ont la propriété de paralyser les nerfs moteurs sans atteindre la sensibilité. Ces agents curarisants, au dire de MM. Dujardin-Baumetz et Tanret, commencent par frapper les nerfs moteurs dans leurs terminaisons musculaires, ce qui leur donnerait peut-être quelque efficacité dans le tétanos traumatique.

Traitement dosimétrique. — En dehors du chloral associé au borax (5 grammes de chloral dans 50 grammes d'eau, administrés toutes les heures), M. le Dr Burggraeve prescrit encore, chez le cheval, toutes les demi-heures ou tous les quarts d'heure, jusqu'à anesthésie, chlorhydrate de morphine, hyosciamine, cicutine et arséniate de strychnine (5 granules de chaque sorte). S'il y a plaie, panser avec la solution d'hydrate de chloral.

M. Vuillemin, vétérinaire à Vicherey (Vosges), a guéri un cheval devenu tétanique à la suite de la castration, à l'aide du traitement suivant : administration de l'hydrate de chlorale en solution ; puis trois granules de chaque, tous les trois-quarts d'heure, de chlorhydrate de morphine, hyosciamine, cicutine et arséniate de strychnine, pendant trois jours ; la nuit, cette administration n'avait lieu que chaque deux heures, les deux premières nuits, et fut suspendue les deux dernières ; lavements à l'eau de savon noir.

Après la transoription d'un aussi long répertoire thérapeutique, il ne nous reste plus, pour terminer, qu'à dire, en guise de *conclusions*, quel est aujourd'hui le traitement que nous croirons devoir instituer quand nous aurons à soigner des tétaniques.

Hygiène. — Sous le rapport de l'hygiène, nous recommanderons une écurie bien close, assez chaude, soustraite à la lumière et aux mauvaises influences climatériques. Nous prescrirons de laisser l'animal dans la tranquillité la plus complète.

Mettre une ou deux couvertures.

Régime. — Aliments de facile mastication et de facile digestion ; boissons farineuses avec du thé de foin chargé de son, de farine d'orge ou même de farine de froment ; donner de l'avoine ou de l'orge concassées, du vert, des carottes, des racines cuites, etc... Essayer de nourrir avec la seringue, lorsque les animaux ne peuvent pas manger. Si les malades ne peuvent plus ni manger ni boire, on recourra aux lavements nutritifs : décoctions d'orge, d'avoine, avec infusion de foin, bouillons de viande, etc. Dans le cas de trismus, ne pas faire avaler de force des breuvages, ou bien, prendre alors de très grandes précautions et ne faire boire qu'avec la seringue en fermant les lèvres.

Traitement médical. — Inhalations de chloroforme (15 grammes pour chacune), 2, 3, 4 fois par jour, suivant l'intensité du mal, et de préférence au moment des exacerbations.

Chlorhydrate de morphine dans les boissons, de 6 à 15 décigrammes par jour, en 3 fractions. On peut encore l'injecter dans le cœcum.

Donner concurremment le sulfate d'atropine à la dose de 3 à 12 centigrammes, en trois fois, dans des breuvages, ou en injections sous-cutanées, à moins qu'on préfère injecter cet alcaloïde par la typhlocentèse, par l'entérocentèse.

Lorsque l'animal peut déglutir, le meilleur mode d'administration, à tous les points de vue, c'est incontestablement les granules dosimétriques d'atropine placés sur la langue dans une cuillerée de miel. On peut faire prendre 5 granules Burggraeve tous les quarts d'heure, jusqu'à effet, jusqu'à la détente musculaire. L'adjonction des granules de daturine, de chlorhydrate de morphine, de cicutine et surtout de ceux d'hyosciamine (administrés à la même dose que l'atropine) (1) doit donner aussi de très bons résultats, et nous ne saurions trop, dans cette circonstance, conseiller l'*essai loyal* de la *Dosimétrie*, en présence de l'exposé si peu brillant que nous venons de faire du bilan de l'*allopathie* ancienne et moderne Nous

---

(1) L'atropine est un antispasmodique puissant dont l'action sédative très manifeste sur le système musculaire lui permet de combattre efficacement l'élément spasme dans toutes les affections nerveuses.

L'hyosciamine et la daturine, succédanées et auxiliaires de l'atropine, sont également des antispasmodiques par excellence.

Ne pourrait-on pas essayer aussi la cicutine et les valérianates en granules, le valérianate de quinine, ou celui de zinc, par exemple ?

M. E. Foulquier, vétérinaire à Mirepoix (Ariége), a annoncé dernièrement, à M. le Dr Burggraeve, la publication très prochaine de deux cas de guérison du tétanos par la thérapeutique burggraevienne.

espérons aussi que l'immortel promoteur de la vraie médecine lira avec quelque intérêt notre enquête sur le traitement allopathique du tétanos, et que les résultats de cette enquête lui suggéreront une de ces savantes et paternelles consultations comme il sait en donner avec tant de bienveillance, de prodigalité et de lucidité, à ses adeptes fervents et dévoués. Nous attendons donc de notre illustre et vénéré Maître, M. le Dr Burggraeve, les véritables conclusions de notre travail, c'est-à-dire les judicieuses déductions du passé et les utiles enseignements pour l'avenir. Le savant professeur de Gand (qui a si bien compris que *la médecine est, avant tout, l'art de guérir*, et non pas une science purement spéculative) saura, beaucoup mieux que nous, formuler le traitement rationnel du tétanos : aussi nous empressons-nous de lui laisser la parole et de solliciter ses précieux conseils.

A notre prescription, nous ajouterons l'emploi des bains de vapeur avec feuilles et fleurs de Datura stramonium, 3 ou 4 fois par jour.

Faire prendre aussi des sudorifiques, comme l'esprit de Mendererus, par exemple.

Mettre, dans les barbotages, 100 à 200 grammes de sulfate de soude, afin de prévenir la constipation, et 10 à 20 grammes d'azotate de potasse, dans le but de faciliter la miction.

Lavements chloralés, opiacés, belladonés ou avec l'infusion de stramoine.

Tétanos traumatique. — En dehors du traitement général, nous avons déjà dit que, pour le tétanos traumatique, il fallait recourir aux topiques calmants et aux narcotiques.

Il est de toute évidence que, dans le tétanos traumatique, c'est la plaie qui est la cause de la névrose et que c'est, par conséquent, sur cette plaie qu'il faut agir pour combattre l'affection tétanique. C'est, en effet, la constriction des nerfs, déterminée par le processus inflammatoire ou par le travail cicatriciel, qui est le fauteur de tous les désordres. C'est donc cette cause qu'il faut d'abord combattre avant de s'attaquer à ses effets. Nous conseillerons, dans ce cas, d'anesthésier la région endolorie par des injections hypodermiques de morphine et par des pulvérisations d'éther.

Prophylaxie. — Nous avons quelques mots à dire aussi de la prophylaxie du tétanos. Nous avons parlé des craintes que nous inspirait cette terrible affection qui survient assez souvent comme complication de la *castration*, opération fortement préconisée aujourd'hui, pour diverses raisons, sur les chevaux arabes destinés à l'armée (principalement ceux qui doivent servir de montures aux capitaines d'infanterie).

Le meilleur moyen d'empêcher ce développement du tétanos, c'est de castrer les chevaux aussitôt la deuxième apparition de leurs organes testiculaires, c'est-à-dire alors que les animaux, encore très-jeunes, ont un tempérament plus lymphatique que nerveux (1) Affaiblir les animaux par la diète, avant

(1) La castration *hâtive* a malheureusement une action fâcheuse sur le développement des chevaux arabes et leur porte beaucoup plus de préjudice qu'aux chevaux de la plupart des autres races ; sous l'influence de cette castration hâtive, la croissance de l'avant-main (qui, normalement laisse déjà beaucoup à désirer) se ralentit et reste pour ainsi-dire inachevée ; cette croissance concentre, au contraire, son énergie sur les parties postérieures, qui deviennent plus larges et plus étoffées. Cette question est, du reste, parfaitement traitée par l'un de nos plus distingués collègues de l'armée, M. Henri Wolff, dans un superbe ouvrage, dont nous ne saurions trop faire l'éloge, sur *l'Hygiène du cheval de troupe*. Nous sommes donc tout particulièrement heureux de pouvoir emprunter le passage suivant à ce sympathique auteur dont nous tenons à affirmer l'autorité :

« La castration influe sur la conformation des animaux avec d'autant plus de puissance et d'énergie, qu'elle est faite à une époque plus rapprochée de la naissance ; car, quand le squelette et les masses musculaires qui l'entourent ont acquis leur développement et les formes qui caractérisent l'espèce, la suppression des organes testiculaires ne peut plus avoir d'action bien saisissable ; alors les formes restent fixes et inébranlables malgré la castration.

« C'est vers le 8e ou 10e mois qu'il convient de pratiquer la castration du poulain de selle; à cette époque les testicules viennent de descendre dans les bourses ; ils n'exercent encore aucune influence sur l'organisme ni sur le caractère du jeune sujet : alors aussi les désordres que cette opération entraîne ne sont point à craindre.

« Pratiquée ainsi avant que l'organisme ait acquis ses formes définitives, la castration donne plus de légèreté à l'avant-main, plus de régularité, plus d'harmonie et de force dans l'arrière-main, et par cela même les rend plus convenables pour l'utilisation ultérieure de l'animal qui doit les revêtir.

« Si le cheval est propre au trait léger ou au carrosse, on peut attendre le 12e mois ; dans tous les cas, le poulain doit-être scrupuleusement étudié dans ses formes en considérant le service auquel il est destiné. Est-il pour le trait ? voit-on qu'il est mince, maigre d'encolure et d'épaules, bas de reins ? Il y a avantage matériel à le laisser entier encore quelques mois de plus. Mais le poulain est-il d'une race de selle et les quartiers antérieurs sont-ils développés ? Alors l'opération ne doit pas être différée, de peur qu'il ne devienne lourd et massif. D'après un auteur anglais, W. Youatt, (*On the horse*, 1846) il ne faudrait même pas attendre, pour ses derniers, au-delà de l'époque du sevrage.

« La castration hâtive ne présente que des avantages ; on ne saurait donc trop la préconiser. Les chances d'accidents sont infiniment plus rares que lorsqu'on opère bien plus tard, et les produits castrés jeunes deviennent plus beaux et sont plus faciles à élever.

» Le seul inconvénient de la castration hâtive serait, suivant certains éleveurs, de les priver de la possibilité d'avoir un bel étalon. Mais remarquons que, sur beaucoup de chevaux, on n'en trouve que très peu dignes d'être livrés à la reproduction.

« Dans tous les cas, la race des ascendants et le choix qu'on aura mis dans les appareillements, pourront indiquer quels sont les poulains qu'il faudra se garder de couper C'est en vain qu'on aurait l'espérance de voir un poulain devenir un cheval supérieur, s'il n'était sorti de race noble et d'un appareillement des mieux entendus. »

C'est ici le lieu de dire à quelle époque précise s'effectue la descente définitive des testicules dans les bourses. Cette question a été posée, par M. le professeur d'anatomie

et après l'opération, n'est peut-être pas non plus une mauvaise précaution ; mais ce qu'il faut surtout, c'est soustraire les opérés d'une façon absolue, aux causes de refroidissement, à l'air froid, aux vents froids et à la pluie. On se rappelle le fait de quarante et quelques chevaux, de la remonte de Caen, envoyés dans une ferme au loin, sous une pluie battante et très-froide, immédiatement après l'opération, et qui sont devenus tétaniques, à l'exception de deux ou trois seulement.

S'il est vrai que le tétanos *traumatique* est beaucoup plus grave que le tétanos *essentiel* (*a frigore* ou de cause inconnue), qu'il est toujours aigu quand l'autre est souvent subaigu ; qu'il envahit presque toujours tout le système musculaire de la vie animale, il faut donc faire tout son possible pour le prévenir, c'est-à-dire pour ne pas avoir à le guérir.

Lorsque des signes précurseurs annoncent l'apparition prochaine du tétanos, il est peut-être assez facile de prévenir cette complication chez les blessés en administrant les purgatifs et les diaphorétiques, ainsi que les calmants employés *intus et extra*.

Tels sont les moyens généraux que nous paraissent réclamer le traitement curatif et la prophylaxie du tétanos : appliqués avec discernement, ces moyens doivent quelquefois être couronnés par le succès ; mais le véritable remède de cette terrible névropathie n'en reste pas moins encore à trouver. La gravité du mal a encore, hélas ! trop souvent raison de la science des plus savants pour que nous craignions d'être contredit.

Il est incontestable que, pour le tétanos (comme pour bien

Barrier, à la Société centrale de Médecine vétérinaire, dans la séance du 28 avril 1881, et voici ce qui a été répondu par deux praticiens autorisés :

M. Weber : « Tous les poulains naissent avec des testicules qui remontent et disparaissent quinze jours, un mois, six semaines après la naissance, pour ne redescendre qu'à une époque très variable, entre six mois et un an, termes extrêmes. »

M. P. Cagny : « Je suis entièrement d'accord, avec M. Weber, sur les diverses phases de la migration des testicules ; mais je n'ai pas vu ces phases s'effectuer tout à fait aux époques qu'il vient d'indiquer. Les testicules, apparents à la naissance, restent parfois plus longtemps qu'il ne l'a dit. Du reste, l'un de nos confrères, M. Goux, d'Agen, qui a pratiqué la castration par le procédé de la ligature, opère les poulains de quinze jours à trois mois après la naissance ; ceci prouve que les testicules sont encore visibles à trois mois. En ce qui concerne la seconde apparition des testicules, elle a lieu souvent avant dix-huit mois, c'est vrai ; mais le fait est loin d'être général. La plupart des poulains de pur sang, à dix-huit mois, ne sont *pas avalés*, pour employer l'expression vulgaire. J'ai remarqué, chez les chevaux monorchides, que cet état anormal n'était pas toujours définitif. Le testicule droit, qui, en général, est caché, peut descendre à trois et quatre ans (et cela surtout si le cheval est castré du côté gauche), et reprendre rapidement son volume normal. On m'a dit, mais je n'ai pu le vérifier, que certains poulains viennent au monde sans testicules, et que ce sont ceux-là qui, plus tard, sont des chevaux cryptorchides. »

Il reste à déterminer, par la pratique, s'il vaut mieux castrer avant la fin de la première apparition des testicules ou au commencement de la deuxième.

d'autres maladies), la thérapeutique a mis à son actif, comme des conquêtes réelles, des succès purement apparents, sans se rendre un compte exact du degré de puissance de son intervention; elle a, pendant des siècles, compté à son profit, pour des résultats certains, des faits qu'un examen critique sérieux ne permet plus d'admettre au nombre des triomphes de notre art. Nous répéterons donc avec le Dr Cyrnos, auquel nous empruntons le libellé de ce jugement, aussi juste que sévère, que l'analyse des faits et la critique doivent intervenir pour mesurer là, comme dans tout le reste du domaine médical, le degré d'efficacité de notre intervention. C'est à ce prix seulement, qu'on fondera une véritable thérapeutique, une thérapeutique invulnérable,

Il ne faut jamais trop se hâter de conclure qu'une guérison est exclusivement redevable au traitement employé. Le tétanos, dont l'action léthale est encore si fréquente, n'aurait été justiciable, jusqu'à présent, au dire d'assez nombreux praticiens, que de la *natura medicatrix*, et c'est pour cela qu'ils proscrivent tout traitement médical et ne conseillent d'intervenir que lorsque le malade est sûrement condamné, alors que toutes les hardiesses thérapeutiques sont permises, c'est-à-dire quand on peut tout risquer. Les décevantes leçons de l'expérience finissent souvent par rendre sceptiques bien des praticiens consciencieux. Nous ne sommes donc nullement étonné de voir la *Dosimétrie* faire aussi facilement table rase du passé et rallier déjà autour d'elle un grand nombre de partisans recrutés dans cette multitude de schismatiques plus ou moins avoués que compte l'*allopathie*.

APPENDICE

Dans l'une des pages précédentes, à propos de la castration des chevaux arabes, nous disions que si cette opération venait à se généraliser en Algérie, notre travail sur le Tétanos pourrait bien avoir quelque actualité : nous ne croyions pas dire si vrai et être si bon prophète.

Pour prouver que nos prédictions ne se sont malheureusement que trop bien réalisées, il nous suffira de copier le paragraphe *Tétanos*, dans une communication sur « *les Epizooties de l'Algérie*, » que nous avons adressée dernièrement à MM. les Membres de la Société centrale de Médecine vétérinaire, ces Messieurs ayant toute la compétence nécessaire pour résoudre la question de la *prophylaxie des complications chirurgicales tétaniques*, question restée, jusqu'à ce jour, dans l'obscurité de l'empirisme.

TÉTANOS SUR LES CHEVAUX ARABES

APRÈS L'OPÉRATION DE LA CASTRATION

Nous ne pouvons terminer cette communication sur *les Epizooties de l'Algérie*, sans vous parler des accidents tétaniques les plus graves qui compliquent très fréquemment la castration des chevaux arabes.

Le cheval barbe et surtout le syrien, comme tous les chevaux de sang, possèdent une très grande susceptibilité nerveuse, et si l'on n'entoure pas d'un excès de précautions hygiéniques, ceux de ces animaux auxquels on fait subir la castration, le tétanos survient inévitablement. Nous vous en donnerons pour preuve ce qui est arrivé, pendant le mois de mars dernier (mois dans lequel la température a varié de 5 à 35°) au 1er Chasseurs d'Afrique, de Blidah, où M. le Ministre de la guerre avait prescrit de castrer 20 chevaux arabes destinés à servir de montures aux capitaines d'infanterie: Sur ces 20 animaux castrés, 17 ont succombé au tétanos.

A quoi faut-il attribuer cette redoutable maladie ? Est-ce à la prédisposition idiosyncrasique seule ? Ou bien aussi à l'intervention d'une cause occasionnelle ? Nous sommes intimement convaincu, Messieurs, que le tétanos est le produit de ces deux facteurs ; nous croyons qu'il faut le concours de ces deux causes pour provoquer le développement de la névropathie tétanique. Nous ne pouvons mieux justifier notre opinion qu'en vous rapportant les succès dignes d'envie qu'ont obtenus MM. Payan, Blaise, Valiton, Sarciron et plusieurs autres Chefs de services qui ont opéré un nombre considérable de chevaux (233) à la même époque que le praticien malheureux dont je viens de vous citer les insuccès. MM. Payan, Blaise, Valiton, Sarciron et nos autres Collègues n'ont pas perdu un seul cheval, et nous sommes persuadé que leurs réussites ne sont point du tout le fait du hasard : elles sont, c'est incontestable, Messieurs, le résultat d'une hygiéne des mieux conçues et des mieux exécutées.

Ces faits prouvent également que l'émasculation pratiquée au *printemps*, saison du *rut* des juments, beaucoup plus que des étalons, n'est nullement plus dangereuse qu'à toute autre époque de l'année. L'influence du rut, que quelques auteurs ont fait intervenir, ne joue très probablement aucun rôle dans le développement des spasmes tétaniques consécutifs à la castration.

Sur ces chevaux castrés, avec succès, par nos collègues de l'armée, la cause prédisposante a été atténuée par une diète sévère. Quant à la cause occasionnelle, que nous croyons être, le plus souvent, les intempéries atmosphériques et surtout le froid, tout à été fait pour y soustraire les opérés (1). On ne lavait même pas les plaies, de peur de produire du refroidissement dans une région aussi sensible ; on essuyait, de temps en temps, avec des étoupes sèches, et c'est à cela que se bornaient les pansements Si l'on voulait critiquer la méthode de M. Valiton, dont nous avons suivi, avec beaucoup d'intérêt, les résultats, on ne pourrait lui reprocher que de pécher par un excès de précautions. En cette occurrence, ce n'est point nous qui ferons un semblable reproche à notre jeune et distingué collègue du 2e hussards;

(1) M. Sarciron, qui a eu à castrer 14 chevaux de la garnison d'Aumale, et qui n'en a perdu aucun, terminait son opération en recouvrant de goudron l'ouverture faite aux bourses et la partie du cordon située au-dessus des casseaux : l'application de cet enduit imperméable, renouvelé chaque jour, avait pour but d'empêcher la pénétration d'un élément septique quelconque capable d'exercer une action irritative spéciale sur les nerfs de la région mutilée. Bien qu'on guérisse depuis longtemps des castrés sans l'emploi de cette précaution, nous ne croyons pas celle-ci inutile et, comme elle a incontestablement des avantages et nul inconvénient, nous ne saurions trop la recommander.

car nous sommes fermement décidé à suivre scrupuleusement son exemple.

Il importe, de déterminer, avec une rigoureuse précision, quelles sont les mesures prophylactiques sûrement capables d'empêcher le développement de cette atroce maladie tétanique contre laquelle notre science actuelle se montre encore très souvent impuissante. C'est à vos lumières, Messieurs, que nous venons donc demander quel est le déterminisme de l'étiologie et conséquemment celui de la prophylaxie du tétanos, chez les chevaux qu'on veut mutiler ; quelles sont les mesures hygiéniques qu'il faut prendre, avant et après l'opération, pour éviter cette terrible névrosthénie.

Nous ne croyons pas que le mode opératoire puisse avoir, par lui-même, une action bien manifeste, attendu qu'on voit tous les procédés amener tour à tour des échecs, et les praticiens les plus habiles essuyer aussi des déboires. Du reste, si le procédé opératoire y était constamment pour quelque chose, verrait-on les complications tétaniques apparaître bien plus souvent dans la 2e et même dans la 3e quinzaine qui suivent l'ablation testiculaire, que dans la première ?

A vous, Messieurs, il appartient d'élucider ces importantes questions, dont l'utilité pratique est aujourd'hui, plus que jamais, d'une incontestable évidence. Devant des pertes aussi grandes que celles qu'on lui a signalées à Blidah, M. le Ministre de la Guerre a dû faire arrêter les castrations. Ces pertes nous rappellent celles qu'on subit si souvent dans les pays d'élèves, en Normandie notamment, où le tétanos est tellement fréquent qu'un assez grand nombre de nos collègues n'osent plus pratiquer la castration. Il est fâcheux, pensons-nous, que nos prédécesseurs n'aient point cherché plus qu'ils l'ont fait quels sont les moyens sûrement préventifs de l'affection tétanique. Ne les imitons, Messieurs, et travaillons à doter notre médecine vétérinaire d'une glorieuse conquête qui augmentera sa considération et la nôtre.

LETTRE DE M. LE DOCTEUR BUGGRAEVE

Gand, 9 juillet 1881.

CHER MONSIEUR DELAMOTTE,

J'ai bien reçu les feuilles d'épreuves de votre mémoire sur le Tétanos et je les ai parcourues avec un vif intéret.

Comme vous le dites avec raison, en présence de l'inefficacité et même des dangers de l'Allopathie, il faut chercher d'autres moyens, et ces derniers doivent etre basés sur le précepte du Père de la médecine : « *Primo non nocere.* »

Le tétanos est une affection irritative de la mœlle épinière accompagnée, le plus souvent, d'hypérémie, et se terminant par suffusion séreuse dans le tissu sous-arachnoïdien, ainsi que le témoignent la face injectée et les yeux brillants (je parle de l'homme) ; il faut, dès lors, calmer, à la fois, les systèmes nerveux et vasculaire, tout en s'opposant à la paralysie des grands parenchymes.

C'est sur cette triple indication que doit être fondé le traitement de cette terrible affection. Tant que je n'étais pas entré dans la voie salutaire de la Dosimétrie, je perdais tous mes blessés ou opérés atteints de tétanos ; aujourd'hui, je puis l'affirmer, le traitement que je viens d'indiquer donne des succès inespérés. J'admininistre donc tous les quarts d'heure (pour l'homme) un granule arséniate de strychnine, un granule aconitine, un granule digitaline et un granule hyosciamine ou atropine. Tant que la bouche ne peut s'entr'ouvrir, je fais écraser les granules dans un peu d'eau sucrée et introduire le liquide entre les dents pour le mettre en contact avec les gencives et la muqueuse des joues. L'effet sédatif ne tarde pas à se produire et l'on peut continuer le traitement par déglutition.

Pour les grands animaux domestiques, la dose doit être de quatre granules de chaque sorte ; et pour les petits, un ou deux, selon la taille.

Je vous félicite, mon cher collègue, d'être entré dans la voie de la Dosimétrie et de l'avoir indiquée aux praticiens. L'opposition qu'on continue à faire à ma méthode est insensée, et l'on ferait mieux d'employer le temps qu'on met à déblatérer contre elle à l'expérimenter loyalement et consciencieusement.

Mon tort est de marcher en dehors de l'Ecole, comme si

« Nourri dans le sérail, je n'en savais les détours. »

Mais, malgré mon grand âge, j'espère voir la Dosimétrie triompher, et quant à l'Ecole, il faudra qu'elle se transforme. Parcourez l'histoire de la médecine et vous verrez qu'il en a été de tout temps ainsi. Paracelse, l'introducteur de la chimie en médecine, eut à combattre les Galénistes de son temps et succomba sous ses panacées précisément parce qu'il voulait trouver la pierre philosophale de la santé. A peine le tartre émétique fit-il son entrée dans la Matière médicale, que le fougueux Guy-Patin le traita de « *Tartre stygié* ». Le quinquina fut l'objet d'accusations non moins sévères, et quant à son alcaloïde, on lui reprocha longtemps de donner la fièvre intermittente (il est vrai qu'il s'agissait de la fièvre quinique).

Aujourd'hui, on fait la même opposition aux remèdes dosimétriques, peut-être à cause du *cito, tuto* et *jucunde ;* car on n'en est pas encore à dégager l'art du métier. Mais cela ne durera pas parce que les esprits sont tournés vers le bon sens et resteront dans cette voie féconde, malgré l'entêtement de nos modernes Guy-Patins.

Encore une fois, Mon cher collègue, recevez mes sincères félicitations : vous avez fait à la fois un bon travail et une bonne action.

Je vous serre cordialement la main.

Dr BURGGRAEVE.

TABLE

www.ingramcontent.com/pod-product-compliance
Ingram Content Group UK Ltd.
Pitfield, Milton Keynes, MK11 3LW, UK
UKHW021952260726
13994UKWH00004B/1694

9 782329 454436